AF585820

PARALYSIE ET FIÈVRE TYPHOIDE CHEZ L'ENFANT

Par le Dr Bézy,

Professeur de clinique de maladies des enfants à l'Université de Toulouse [1].

Il m'a été donné d'observer, dans le courant de l'année dernière, un cas d'hémiplégie consécutive à une fièvre typhoïde chez une fillette de huit ans. Cette enfant succomba dans mon service après quinze mois de maladie, et l'autopsie nous révéla la lésion causale, consistant en un foyer de ramollissement. Cette observation me paraît intéressante à publier comme contribution à la fièvre typhoïde chez l'enfant et comme contribution à la pathogénie des paralysies consécutives aux maladies infectieuses.

C'est donc sans autre prétention que je vais exposer les faits et les faire suivre de quelques commentaires très courts.

OBSERVATION

Fille, 8 ans. Fièvre typhoïde grave. Hémiplégie au cours de la convalescence. Mort quinze mois après le début des accidents. Foyer de ramollissement cérébral.

Rose L..., 8 ans. Entre le 27 janvier 1902 à la clinique infantile de la Faculté de Toulouse, venant d'un orphelinat de la ville qui ne peut fournir aucun renseignement sur les antécédents héréditaires. Elle aurait eu la rougeole à trois ans.

La maladie actuelle a été soignée en ville par notre confrère et ami, le Dr Daunic, qui veut bien nous fournir les renseigne-

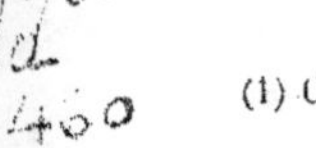

(1) Communiqué à la Société de médecine de Toulouse le 21 février 1904.

ments suivants : début en octobre 1901, fièvre typhoïde à forme très grave; nombre considérable de bains froids. Quinze jours après le début de la convalescence, vers la fin novembre 1901, on observa de l'œdème des membres, accompagné de bouffissure des joues. Quelques jours après, brusquement, au réveil, hémiplégie gauche complète avec paralysie faciale du même côté, insensibilité au toucher.

C'est avec ces renseignements que nous recevons l'enfant à l'hôpital le 27 janvier 1902.

A ce moment, la paralysie faciale a disparu et la bouffissure de la face est très peu marquée ; mais l'hémiplégie gauche est très nette ainsi que l'œdème, apparent surtout au membre supérieur du côté paralysé. Les réflexes semblent un peu exagérées de ce même côté, où la sensibilité paraît revenue. La recherche du signe de Babinski révèle la flexion très nette des orteils. La respiration est pénible. L'enfant se plaint de douleurs à la gorge, et émet en 24 heures 40 grammes d'urine rougeâtre et très albumineuse (19gr50 par litre). Un peu de parésie vésicale ; le cathétérisme est nécessaire.

Traitement. — Régime lacté, injections de sérum, caféine, 2 gr. de théobromine.

28 janvier 1903 : Emission de 150 grammes d'urine albumineuse.

29 : La diurèse augmente.

1er février : Quelques mouvements peuvent être produits, surtout à la jambe. Sensibilité normale. Le bras peut être un peu soulevé, mais il y a paralysie complète de l'avant-bras et de la main.

Le séro-diagnostic, qu'a bien voulu faire M. Rispal, est positif.

Du 1er au 5, les urines deviennent plus abondantes et l'albumine disparaît. L'examen électrique pratiqué par M. Marie, pendant cette période, révèle des réactions normales.

Le 5 février : Les urines sont encore assez abondantes, mais l'albumine reparait (de 0,45c à 0,90c).

Du 6 au 12, la température, qui était normale, s'élève aux environs de 39°, tandis que l'on constate du souffle et de la matité à la base du poumon droit. Entre temps, douleur épigastrique et accélération du pouls.

Le 13 : Plus rien au poumon. Ganglions douloureux sous la clavicule. Cyanose de la face. Albumine 0,20 c.

Le 14 : La main paralysée peut serrer un peu.

Du 16 au 24 : Rien à signaler.

Le 24 : La température remonte brusquement, le soir à 39°2. Violentes douleurs de ventre, surtout à l'épigastre et aux flancs.

Respiration anhélante, cyanose, urines assez abondantes, très colorées.

Le 25 : 38°2. Pouls 144. Albumine 0,50 c. Cyanose. Respiration soufflante et matité aux deux bases, surtout à droite; œdème des deux membres paralysés. Diurèse peu abondante; soif intense; pas de diarrhée. Injection de caféine; l'interne de garde fait, pendant la nuit, une application de ventouses.

Le 26, même état. 38°6. Albumine 0,70 c.

Le 28, chute à 36°, grande excitation : l'enfant se dit guérie et demande à manger.

1er mars. Amélioration. Plus de cyanose. Persistance de l'œdème des membres paralysés.

Du 1er au 18, état stationnaire.

Le 18, tuméfaction et douleur au niveau du creux sous-claviculaire droit. Pas de ganglion engorgé à ce niveau. Pas de fièvre, oligurie, albuminurie, 2g 20c.

Le 19, persistance de la tuméfaction douloureuse au niveau du creux sous-claviculaire droit; propagation le long du sterno-cleido mastoïdien ; pas de fluctuation, pas de rougeur de la peau. Un peu de gêne de la déglutition, gêne de la rotation de la tête.

Température : 38°. Pansement humide.

Le 21, la tuméfaction diminue. On perçoit dans le creux sus-claviculaire droit un ganglion légèrement douloureux; légère contraction du sterno-mastoïdien de ce côté; urines assez abondantes, pas d'albumine.

Le 22, même état. Circulation collatérale accentuée sur la partie supérieure du thorax.

Ces phénomènes disparaissent peu à peu.

Le 12 avril. Les mouvements avec le membre supérieur peuvent être plus étendus, mais il est impossible à la malade de remuer les doigts.

Le 19. Céphalalgie droite ; léger œdème des paupières, diarrhée.

Etat stationnaire pendant environ six semaines.

Le 9 juin, violentes douleurs dans le flanc droit, cyanose, inappétence; langue sale, étalée, diarrhée légère. Le ventre est sonore à gauche, mais, à droite, le foie est augmenté de volume, et il y a de l'empâtement profond. Face bouffie. Albumine, 3 grammes par litre.

Le 11. Le ventre n'est plus douloureux, mais la matité persiste à droite et le foie est volumineux. Régime lacté.

Le 13. Diminution du volume du foie, traces d'albumine.

Le 15. Le foie n'est plus perceptible sous les fausses côtes, traces d'albumine. Etat général bon.

Le 5 juillet. Œdème du membre inférieur gauche et du côté gauche du tronc ; albuminurie.

De cette époque au mois de décembre, on essaie plusieurs fois de faire lever la malade ; mais, chaque fois, elle présente de l'œdème, de la bouffissure de la face et de la cyanose. L'albuminurie persiste et arrive à 2 grammes ; l'urine varie de 250 à 800 grammes, selon qu'on donne de la théobromine. Quelques mouvements du membre supérieur gauche sont possibles.

2 décembre. L'urine retombe à 200 grammes : albumine 3 gr. Bouffissure de la face, cyanose, dyspnée intense. Râles crépitants aux deux bases qui restent sonores. Reprise sévère du régime lacté Théobromine.

Cet état persiste avec quelques alternatives et de la diarrhée intermittente jusqu'au 16.

16 décembre Le matin, même état. Vers cinq heures du soir, au moment où on présente une tasse de lait à la petite malade, elle se cyanose, la dyspnée augmente brusquement, la face devient anxieuse. L'interne de garde, appelé aussitôt, constate une pluie de râles fins et de la faiblesse des battements du cœur, sans arythmie, et, pensant à de l'œdème aigu du poumon, fait une piqûre de caféine et applique des ventouses scarrifiées. Les phénomènes n'en augmentent pas moins, le pouls devient incomptable, et la malade succombe une heure environ après le début des accidents, l'interne de garde ayant en outre constaté des signes d'ascite brusque qu'il attribue à la chute de la tension artérielle.

AUTOPSIE. — *Cavité thoracique* : Les plèvres contiennent environ 800 c.c. chacune de liquide légèrement teinté en rouge, les poumons sont congestionnés, bleuâtres, crépitant sous le doigt. Le péricarde renferme 180 grammes de liquide citrin, et a refoulé sur les côtés les languettes pulmonaires ; l'encoche de Sibson est franchement portée en dehors Le cœur est gros ; les valvules mitrales présentent sur leur bord libre un feston rouge vif, ne s'étendant pas sur les cordages ; les bords libres de la valvule sont épaissis La valvule tricuspide est normale. La partie antérieure du ventricule gauche présente une plaque muriforme, large d'environ 2 centimètres, très friable, adhérente à l'endocarde, qui conserve son empreinte après l'ablation. Le ventricule droit est normal. Rien de particulier aux autres orifices, ni aux artères.

Cavité abdominale : Il s'écoule, à l'ouverture un litre environ de liquide poisseux, citrin, qui remplit toute la cavité ; le péritoine est légèrement congestionné, vascularisé, sans autres lésions apparentes.

Le foie pèse 950 grammes et a perdu l'aspect lisse ; quelques saillies sur sa convexité, rappellant celle du foie clouté ; la face inférieure présente une anomalie du lobe droit consistant en un sillon qui la traverse en dedans et en arrière. La vésicule est normale ; rien au cholédoque. L'hyatus de Winslow est ouvert.

Les capsules surénales sont de couleur ocre ; on y voit quelques grains jaunes.

Le pancréas est normal.

La rate est un peu grosse, rouge vineux, friable.

Reins : La capsule se détache facilement. A la coupe, on voit à la partie supérieure, vers la convexité, des marbrures vermillon, nettement isolées du tissu normal, s'étendant à quelques millimètres de profondeur ; ces marbrures, du volume d'une lentille, se voient sur les deux reins. Les urétères sont normaux.

Les organes génitaux ne présentent rien d'important.

Cavité crânienne : La dure-mère est adhérente sur la face convexe ; pas de vascularisation anormale ; pas d'épanchement.

Le cerveau est de consistance normale. L'hémisphère gauche est normal. L'hémisphère droit présente des modifications profondes : les capsules internes et le noyau lenticulaire ont disparu ; la capsule externe ne peut être délimitée ; la tête du noyau caudé est écornée en dehors et en avant. La couche optique est normale. L'espace correspondant aux parties atteintes est occupé par un foyer de ramollissement.

Les coupes du rein, examinées par M. Rispal, ont révélé la présence d'infarctus leucocytaires.

L'intérêt de cette observation réside d'abord dans cette conclusion que la fièvre typhoïde n'est pas toujours aussi bénigne chez l'enfant qu'on a bien voulu le dire. Cette bénignité du pronostic n'est du reste pas aussi facilement admise aujourd'hui qu'elle l'était autrefois ; et la précision apportée par le séro-diagnostic permettra maintenant de présenter des statistiques indiscutables. Remarquons, en passant, que ce séro-diagnostic était encore positif quatre mois après le début de la maladie, ce qui nous permet d'établir un trait d'union entre le poison typhique et les divers incidents qui se sont produits, ou tout au moins de lui attribuer une large part, sans vouloir rien préjuger sur le rôle possible des infections secondaires.

Mais ce qui m'a surtout poussé à publier ce fait, c'est l'intérêt qui s'attache à ce qui touche la pathogénie des paralysies consécutives aux maladies infectieuses. On conçoit, en effet, que le pronostic varie essentiellement avec la nature et le siège de la lésion, et il serait puéril d'insister sur la différence, à ce point de vue, entre les cas analogues à celui que je viens de rapporter et une paralysie d'origine hystérique par exemple. Or, ce diagnostic pathogénique n'est pas toujours facile même avec les ressources que nous porte l'électro-diagnostic.

Le fait clinique est connu et, sans remonter plus loin, on en trouve des cas assez nombreux dans la thèse d'agrégation de Landouzy, qui est de 1880; mais la conception pathogénique doit varier avec chaque cas, d'où l'utilité de publier ceux qui sont suivis d'autopsie.

Ces autopsies font défaut dans la majorité des observations, soit que le malade ait guéri, soit pour toute autre raison, et, quand on a pu le faire, on a trouvé des lésions très diverses. C'est au moins ce qui paraît résulter d'une enquête à laquelle je me suis livré dans les auteurs et dans mes notes.

Voici, très succinctement exposé, le résultat de cette enquête.

Dans la diphtérie, Sevestre et Martin, qui viennent d'écrire ce chapitre dans la deuxième édition du *Traité des maladies de l'enfance*[1], disent que la question du processus anatomique qui donne naissance à la paralysie diphtérique est loin d'être résolue. En effet, si les expériences de Roux ont bien établi le rôle de la toxine, l'accord est loin d'être complet sur la localisation anatomique ; tandis que Raymond[2] incrimine la polynévrite, Manicatide[3] demande que l'on réserve une part aux lésions musculaires, médullaires et cérébrales, que la toxine agisse directement sur l'élé-

(1) *Traité des maladies de l'enfance*, publié sous la direction de Grancher et de Comby, 2e édition, 1904, tome 1, page 120.

(2) *Ibid.* Cité par Sevestre et Martin.

(3) Manicatide. *Rev. mens. des mal. de l'enfance*, octobre 1896, p. 465.

ment nerveux ou par l'intermédiaire de lésions vasculaires. Tollemer [1] et Barbier [2] insistent sur les formes généralisées de la diphtérie et sur la présence des bacilles dans les organes ; cependant Tollemer ajoute : « Quoique la paralysie diphtérique semble *a priori* devoir s'expliquer plus facilement en admettant une localisation du bacille dans les centres nerveux, nous n'avons pu constater ce fait. » Tout en tenant compte de cette réserve de Tollemer, de celles, plus nettes de Manicatide et de l'opinion de Sevestre et de Martin, il semble, cependant, que dans la grande majorité des cas, les paralysies diphtériques sont d'origine névritiques.

Dans la rougeole [3], Comby rapporte des cas de névrites, de myélites, et même, d'après Förster, une hémiplégie due à une thrombose cardiaque, avec oblitération de la carotide interne, constatée à l'autopsie.

Les paralysies consécutives à la varicelle [4] sont rares et attribuées à la névrite. J'en ai publié un cas [5] qui semble confirmer cette manière de voir.

Dans la coqueluche, toutes les lésions centrales et périphériques sont accusées, ainsi que les hémorragies pendant les quintes de toux. Ces diverses lésions sont citées dans un récent article de Maturié, qui se demande s'il n'y a pas lieu d'attribuer une plus large part aux lésions vasculaires d'origine infectieuse [6].

Les oreillons sont moins souvent coupables et les paralysies consécutives à cette affection semblent relever des névrites ou de l'hystérie.

(1) *Société de Pédiatrie de Paris*, 11 avril 1899.

(2) *Ibid.*, 9 mai 1899.

(3) Comby. Traité cité des maladies de l'enfance, t. 1, p. 345.

(4) Même traité, p. 384.

(5) Bézy. *La paralysie faciale chez l'enfant*, *Presse médicale*, 20 avril 1895.

(6) Maturié. *A propos d'un cas d'hémiplégie avec convulsions survenues au cours d'une coqueluche de moyenne intensité*. *Pédiatrie pratique*, 15 juin 1903, p. 40.

Je n'ai point trouvé non plus d'autopsies à la suite des paralysies et pseudo-paralysies d'origine grippale, rapportées par Gillet [1] qui signale cependant un cas de méningite cérébro-spinale hémiplégique.

Bourges [2] et Pophillat [3] signalent des paralysies à la suite d'angines non diphtériques.

Le travail le plus complet que j'ai trouvé sur les paralysies d'origine pneumonique est la thèse de P. Enouf [4] qui rappelle celles de Roussel et de Boulloche, et relate six observations dont une avec autopsie (hémorrhagie méningée et ramollissement du renflement lombaire). En dehors de ce cas, l'auteur pense que, dans ces paralysies, ordinairement passagères, les lésions doivent être peu appréciables et d'ordre toxique, comme semblent le démontrer certaines expériences (*Soc. de biologie*, 25 juillet 1896). Il discute les diverses théories (réflexe, vasculaire, dynamique) et dit qu'aucune n'est appuyée sur des bases anatomiques solides.

Bronning [5] a rapporté des cas de parésie des membres inférieurs guérissant par le sulfate de quinine chez des enfants porteurs d'une grosse rate et atteints de malaria.

Enfin, en ce qui touche la fièvre typhoïde, qui nous intéresse particulièrement dans cette étude, j'ai trouvé les faits suivants :

Mery [6] rapporte des cas de névrite et d'aphasie, le plus souvent isolée, quelquefois associée à l'hémiplégie droite ; dans ces derniers cas, certaines autopsies ont révélé des lésions de la troisième circonvolution, d'autres ont été négatives.

(1) Traité cité, t. I. p. 481.

(2) *Presse médicale*. 23 mars 1895, p. 110.

(3) Thèse de Paris, 1901.

(4) P. Enouf. *Cont. à l'étude des paralysies pneumoniques chez l'enfant*. Th. Paris, 1er avril 1896.

(5) *Jour. de méd. et chirurgie pratiques*, 10 mai 1895.

(6) Traité cité, t. I., p. 502.

Yella Rajiah[1] cite le cas d'un enfant de six ans qui eut de l'aphasie au cours d'une fièvre typhoïde très grave, et qui guérit.

Bler[2] a observé une fillette de sept ans, qui eut de l'hémiplégie droite avec paralysie faciale du même côté, précédée de convulsions. L'auteur l'attribue à une thrombose et ajoute que les paralysies typhiques peuvent être dues à des névrites.

Jacopo Colbertaldo[3] relate trois cas intéressants d'aphasie sans paralysie, qui durèrent treize, vingt-quatre et vingt-cinq jours, chez des enfants de six à neuf ans. L'auteur les rattache à de simples troubles fonctionnels ou à l'action de la toxine typhique sur les centres nerveux.

Enfin, à la séance du 15 février 1902 de la Société médicale d'Indre-et-Loire[4], Bodin a rapporté un cas d'aphasie chez une petite typhique, sans hémiplégie, d'une autre malade dont l'âge n'est pas indiqué, typhique aussi, qui guérit d'une aphasie complète avec hémiplégie droite, et un troisième cas d'aphasie chez un enfant de cinq ans. Caillet et Héron rapportent des cas de même genre chez des enfants de quatre et six ans.

Ce qui résulte de cette réunion de faits, que je n'ai nullement la prétention de présenter comme complète, c'est que, comme je l'ai déjà dit, la lésion anatomique qui provoque la paralysie consécutive à une maladie infectieuse peut varier avec chaque cas, et aucune règle générale ne peut être posée. En ce qui touche particulièrement la fièvre typhoïde, ce qui frappe le plus c'est la fréquence de l'aphasie, seule ou associée à l'hémiplégie.

Je ne rechercherai pas la cause de chacun de ces cas,

(1) *Indian médical Record*, 4 décembre 1901, d'après *Arch. de mécine des enfants*, juillet 1902, p. 434.

(2) *Th. jour. of. nervens and mental decasease*, mai 1896, n° 4, p. 295, d'après *Presse médicale*, 11 novembre 1896, p. 605.

(3) *Gaz. degli. osp. et dell. chir.*, d'après *Arch. de méd. des enfants*, janvier 1903, p. 53.

(4) *Gazette des maladies infantiles*, 11 décembre 1902, p. 395.

ce qui serait trop long, et me bornerai à classer celui que je viens de relater : le foyer de ramollissement cérébral est une réponse suffisante ; je n'ai pu, par suite de circonstances indépendantes de ma volonté, pousser assez loin les recherches pour savoir s'il s'agissait d'une embolie ou d'une artérite ; mais l'origine vasculaire me paraît indiscutable. Nous savons, du reste, que les lésions de l'appareil cardio-vasculaire surviennent fréquemment comme complication de la fièvre typhoïde [1].

En résumé, cette observation nous montre que la fièvre typhoïde, chez l'enfant, peut avoir des conséquences très graves, au nombre desquelles il faut compter les lésions rénales, cardiaques, vasculaires et cérébrales.

(1) V. à ce sujet : Landouzy et Siredey. *Revue de Médecine*, 1885 et 1887. — Pouillot : Thèse de Paris, juillet 1893. — Mlle Olschowska : Thèse de Paris, juillet 1894, etc.

www.ingramcontent.com/pod-product-compliance
Lightning Source LLC
LaVergne TN
LVHW012023170826
845678LV00004BA/1612
* 9 7 8 2 3 2 9 6 2 6 6 6 6 *